Dieta
Carbohidratos

Varias Recetas Fáciles De Hacer Deliciosas
Dietas Bajas En Carbohidratos

(Recetas Fáciles De Hacer Bajas En Carbohidratos)

Beatrisa Curiel

Tabla de contenido

PARTE 1

Batido De Crema Rápido Y Fácil

- 1 taza de crema o leche
- Splenda o cualquier otro endulzante para=1/2 taza de azúcar
- 3 huevos
- 1 cucharadita de vainilla
- 7 a 12 cubos de hielo grandes
- Poner todo excepto el hielo en la licuadora. Licuar en alto por 5 segundos. Agregar 2 cubos de hielo a la vez, luego agregar dos más. Continuar hasta que se hayan usado todos los cubos de hielo.
- Servir inmediatamente. Hace dos porciones grandes.
- Datos nutricionales: una porción, 434 calorías, 8 gramos de carbohidratos.

Ingredientes

1. Batido de crema de chocolate
2. Seguir lo anterior excepto que se agregan 3 cucharadas de cocoa. Nutrición: 484 calorías, 11 gramos de carbohidratos.

3. Batido de crema de menta
4. Seguir lo anterior excepto que se sustituye la vainilla por extracto de menta. Nutrición: igual

que el batido de vainilla.

5. Batido de crema de fresa
6. Seguir lo anterior excepto que se sustituye la vainilla por extracto de fresa.

Lsa Caliente

- 4 oz de chocolate sin endulzar
- 1 cucharada de maicena
- Splenda o cualquier otro endulzante para=2/3 a 1 taza de azúcar
- 1 ½ tazas de crema o leche
- 3 cucharadas de mantequilla
- 1 cucharadita de vainilla

Ingredientes

1. Calentar el chocolate, la maicena, y la crema sobre calor bajo hasta que el chocolate se derrita y se combine.
2. Calentar hasta que esté levemente espeso.
3. Remover del calor.
4. Revolver el endulzante y la vainilla.
5. Agregar mantequilla hasta que esté derretida y combinada. Servir.

Tarta De Seda Francesa

- Splenda o cualquier otro endulzante para= 1 taza de azúcar
- 3/4 taza de mantequilla, no margarina
- 3 cuadros (3 onzas) de chocolate sin endulzar, derretido y enfriado
- 1 1/2 cucharadita de extracto de vainilla.
- 3 huevos
- 1 corteza de merengue, coco o nuez
- 1 taza de crema espesa (opcional)

Ingredientes:

1. Preparar la corteza en un molde de tarta o tazas individuales de natilla.
2. En un tazón pequeño mezclar la crema, mantequilla y el endulzante con un mezclador eléctrico por cuatro minutos o hasta que esté esponjoso.
3. Revolver el chocolate y la vainilla.
4. Agregar huevos, uno a la vez, en velocidad media por dos minutos cada vez, raspando los lados del tazón constantemente.
5. Voltear en las cortezas horneadas.
6. Enfriar varias horas o hasta que se asiente.
7. En un tazón pequeño, batir la crema espesa con ¼ de Splenda.
8. Decorar la tarta con crema batida.
9. Datos nutricionales: tamaño de la porción= 1/8 tarta o una taza de natilla (sin corteza)

Corteza De Nuez

- 3 tazas de las nueces deseadas
- 5 cucharadas de Splenda
- 2 claras de huevo levemente batidas

1. Precalentar el horno a 375 grados.
2. Poner la mitad de las nueces y toda la Splenda en una licuadora o un procesador de comida.
3. Cubrir y mezclar todo hasta que quede molido finamente. Verter las nueces en un tazón mezclador pequeño.
4. Moler el resto de las nueces y después agregar al resto.
5. Revolver la mezcla de nueces y claras de huevo.
6. Usando una espátula, presionar al fondo y los lados de un plato de tarta de 10 pulgadas.
7. Hornear de 10 a 15 minutos o hasta que la corteza parezca seca.
8. Enfriar completamente antes de usar.

Corteza De Merengue

- 1/4 cucharadita de sal
- 1/4 cucharadita de crema de tartar
- 1/2 taza de Splenda

1. 1/2 pecanas trituradas finamente (opcional)
2. En un tazón mezclador batir las claras de huevo, la vainilla, la sal y la crema de tartar hasta que se formen picos suaves.
3. Gradualmente agregar la Splenda y batir hasta que se formen picos duros.
4. Envolver las pecanas trituradas si se desea.
5. Esparcir la mezcla y los lados de un plato de tarta muy engrasado, reuniendo los lados con una cuchara para formar una concha.
6. Hornear en un horno de 310 grados por 55 minutos.
7. Apagar el calor.
8. No abrir la puerta del horno!
9. Dejar secar por 2-2 ½ horas con la puerta cerrada! Enfriar antes de usar.

Ingredientes

1. Corteza de merengue de chocolate
2. Seguir la receta como indica arriba excepto que se omiten las pecanas y se baten 4 cucharadas de polvo de cocoa con la crema de tartar. Nutrición: 95 calorías, 2 gramos de carbohidratos.

3. Corteza de merengue con especias
4. Seguir lo anterior excepto batir 1 cucharadita de canela, ½ cucharada de nuez moscada, ¼ de clavos molidos y ¼ de cucharadita de pimienta de Jamaica. Nutrición: la misma que la corteza de merengue.

Tarta De Calabaza

- 1 corteza de nuez, coco o merengue
- 1 1/2 tazas de calabaza enlatada
- 1-1/4 taza de crema batida
- 1 sobre de gelatina, disuelta en ¼ de agua hirviendo
- 1 cucharadita de canela
- ½ cucharadita de nuez moscada
- ¼ cucharadita de clavos molidos
- ¼ cucharadita de pimienta de Jamaica
- ¼ cucharadita de sal

1. Se forman picos duros.
2. Combinar la calabaza, las especias, el endulzante, la mezcla de gelatina disuelta, y 1 taza de crema batida.
3. Envolver la crema batida.
4. Verter en la corteza. Enfriar por 4 horas.

Tarta De Almendras De Queso Crema

1 corteza de nuez, coco o merengue
1 (8 oz) paquete de queso crema suavizado
1 caja pequeña de pudín de vainilla instantáneo
3/4 taza de crema batida
Splenda cualquier otro endulzante para= 1/2 taza de azúcar
1/2 cucharadita de extracto de almendra
3/4 taza de almendras tostadas trituradas

Ingredientes:

Preparar la corteza en una sartén de tarta o en tazas de natilla individuales. Batir el queso crema, la mezcla de pudín y ¼ de taza de endulzante. En un tazón diferente, combinar la crema batida y el resto del endulzante hasta que se formen picos duros. Agregar crema batida y el extracto de almendra a la mezcla de queso. Batir hasta que esté suave. Revolver las nueces trituradas. Cucharear en las cortezas, y enfriar hasta que se asiente.

Datos nutricionales: (sin corteza) tamaño de porción= 1/8 tarta o 1 taza de natilla. 340 calorías, 9 gramos de carbohidratos.

Tarta De Calabaza De Dos Capas

1 corteza de nuez, coco o merengue
1-1/2 tazas de cups de crema batida descongelada
2 (4 porciones) paquetes de pudín de vainilla sin azúcar

Página 14

- 1 taza de crema o leche
- 1 cucharada de crema o leche
- 1 16 oz calabaza enlatada
- Splenda cualquier otro endulzante para = 2 cucharadas llenas de azúcar
- 1 cucharadita de canela
- ½ cucharadita de jengibre
- ¼ cucharadita de clavos

Ingredientes

Batir el queso crema, 1 cucharada de crema y endulzante. Revolver suavemente con la crema batida. Verter en el fondo de la corteza. Combinar la mezcla de pudín y 1 taza de crema en un tazón. Batir por 1 o 2 minutos. Dejar asentar por 3 minutos. Agregar la calabaza y las especias. Verter sobre la capa de abajo y dejar enfriar hasta que se asiente.

Datos nutricionales: (sin corteza) tamaño de porción: 1/8 tarta. 135 calorías, 15 gramos de carbohidratos.

Tarta De Crema De Coco

- 1 corteza de nuez, coco o merengue
- 2 cucharaditas de extracto de coco
- 1 caja grande de pudín de vainilla sin azúcar cocinar y servir.

1. Preparar la corteza en una sartén de tarta o tazas de natilla individuales.
2. Cocinar la mezcla del pudín de acuerdo con las instrucciones.
3. Revolver el endulzante y el coco.
4. Verter en la corteza y dejar enfriar.

Tarta De Fresa De Tres Capas

1 corteza de nuez, coco o merengue
1 caja (4 porciones) de pudín instantáneo de vainilla sin azúcar
3 tazas de crema batida fresca o crema batida dulce
1-1/2 tazas de fresas picadas o enteras

Preparar la mezcla de pudín de acuerdo con las instrucciones. Envolver una taza de crema fresca. Verter en el fondo de la corteza y dejar enfriar hasta que se asiente. Poner fresas sobre la capa de pudín. Poner la crema fresca restante sobre las fresas y dejar enfriar.

Datos nutricionales: (sin corteza) tamaño de porción= 1/8 de tarta. 92 calorías, 9 gramos de carbohidratos.

Tarta De Fresa

1 corteza de nuez, coco o merengue
1 caja pequeña de gelatina de fresa sin azúcar
3 tazas de fresas frescas, en rodajas si se desea
Endulzante al gusto

Ingredientes:

Preparar la gelatina de acuerdo con las instrucciones del paquete, pero no dejar enfriar. Revolver el endulzante si se desea. Dejar enfriar. Llenar la corteza con fresas. Verter la mezcla de gelatina enfriada sobre las fresas.
Enfriar hasta que se asiente.
Datos nutricionales: tamaño de porción= 1/8 tarta (sin corteza) 17 calorías, 3.5 gramos de carbohidratos.

Tarta De Cereza

1 corteza de nuez, coco o merengue
3 tazas de cerezas negras frescas, sin semilla
1 caja pequeña de gelatina de cereza sin azúcar
Splenda o algún otro endulzante para=1 1/2 tazas de azúcar
3 tazas de agua
1 cuarto de galón de agua

Ingredientes:

Hervir las cerezas en el cuarto de galón de agua hasta que estén suaves. Escurrir. Revolver el endulzante en el agua. Poner las cerezas en una bolsa de congelador del tamaño de un galón y sellar. Poner en el refrigerador y marinar en la noche durante 6 horas. Escurrir. Llenar la corteza con cerezas. Preparar la mezcla de gelatina de acuerdo con las instrucciones. Enfriar. Verter sobre las cerezas. Enfriar hasta que se asiente.
Datos nutricionales (sin corteza) tamaño de porción= 1/8 tarta. 168 calorías, 0 gramos de carbohidratos.

Mezcla de gelatina a la mezcla de frambuesas. Llenar la corteza con la mezcla. Enfriar hasta que se asiente.

Datos nutricionales: (sin corteza) tamaño de porción= 1/8 tarta. 24 calorías, 5 gramos de carbohidrato.

Tarta De Rompope De Fiestas

- 6 yemas de huevo
- Splenda o cualquier otro endulzante para = 1 taza de azúcar
- 1 paquete de gelatina sin sabor
- ½ agua fría
- 2 tazas de crema batida espesa
- 4 cucharaditas de saborizante de ron, si se desea
- 2 cucharaditas de nuez moscada
- 1 corteza de nuez, coco o merengue

1. Preparar la corteza en una sartén de tarta o en tazas de natilla individuales.
2. Batir las yemas de huevo hasta obtener un color muy claro, alrededor de 5 minutos. Agregar endulzante y nuez moscada.
3. Suavizar la gelatina en agua fría, en una cacerola.
4. Calentar sobre calor bajo hasta que la gelatina se disuelva.
5. Agregar a la mezcla de huevo y batir vigorosamente.
6. Batir la crema batida hasta que se endurezca.
7. Envolver en la mezcla de huevo y agregar saborizante de ron.
8. Enfriar hasta que comience a asentarse.
9. Verter en la corteza y enfriar hasta que se asiente.

Tarta de Rompope de chocolate

Seguir lo anterior excepto que se bate 1/3 de taza de polvo de cocoa con endulzante y nuez moscada. Nutrición: 243 calorías, 8 gramos de carbohidratos.

Tarta De Limón Cremoso

1 corteza de nuez, coco, o merengue
1 caja grande de pudín de vainilla sin azúcar
2 tazas de crema o leche
1/2 taza de jugo de limón

Splenda o cualquier otro endulzante para =
1/3 taza de azúcar
Preparar la corteza en un sartén de tarta o en
tazas de natilla individuales. Batir la crema y

Página 17

la natilla y dejar enfriar hasta que se asiente.
Datos nutricionales: tamaño de porción= 1/8
tarta o 1 taza de natilla, 228 calorías, 6
gramos de carbohidratos.

VARIACIONES

Tarta cremosa de lima
Seguir lo anterior excepto que se sustituye el
jugo de lima por el de limón. Nutrición: igual
que la tarta de limón.

Tarta De Barro

Medio cobre de receta o helado de chocolate
2 recetas de corteza de nuez
1 receta de salsa de chocolate, si se desea
Crema batida, si se desea

Preparar las cortezas de nuez en un molde. Enfriar completamente. Suavizar el helado. Servir el helado en la corteza y esparcir en el fondo y a los lados. Congelar hasta que esté firme. Si se desea, al servir, esparcir salsa de helado sobre cada pedazo y decorar con crema batida.

Datos nutricionales: tamaño de porción= 1/10 tarta (sin corteza) (con helado de café) 720 calorías, 14 gramos de carbohidratos.

Salsa De Helado De Fresa

1/2 taza de agua
Splenda o cualquier otro endulzante para= 1-1/2 tazas de azúcar
Macerar las fresas con una prensa de papas, o hacer puré en una licuadora. Agregar agua y endulzante. Mezclar hasta que esté licuado. Excelente sobre helado.
Datos nutricionales: tamaño de porción =2 cucharadas, 8 calorías 1.5 gramos de carbohidratos.

Ingredientes:

Escoger una salsa para helado de bayas
Seguir como arriba excepto que se sustituyen las fresas con cualquier tipo de baya que quieras. Nutrición: (con arándanos) 11 calorías, 2.1 gramos de carbohidratos.

Cubierta Cremosa De Torta De Queso

- 1 (8 oz) paquete suave de queso crema
- 3/4 taza de yogur natural
- Splenda o cualquier otro endulzante para = 3/4 taza de azúcar
- 1/2 cucharadita de nuez moscada, si se desea
- 4 cucharadas de amaretto

Ingredientes

Batir todos los ingredientes hasta que estén suaves. Decorar tartas, pudines, mousse, o usar como una salsa para frutas. Hace alrededor de dos tazas.
Datos

Salsa De Manzana

- 2 libras de manzanas ácidas
- Splenda o cualquier otro endulzante para = 1/2 a 2/3 taza de azúcar
- 1/2 taza de agua
- 1 cucharadita de canela

Ingredientes

1. Lavar, pelar, quitar el corazón y cortar las manzanas.
2. Cortar en cuartos. Hervir en agua de 20 a 25 minutos, agregando más agua si es necesario.
3. Macerar con agua con una prensa de papas.
4. Revolver el endulzante y la canela. Servir caliente o frío.

Sherbert Cremoso De Cítricos

2 tazas de crema batida
Splenda o cualquier otro edulzante para= 1 taza de azúcar
1/2 taza de jugo de lima o limón
Unas gotas de colorante de comida amarillo, verde o naranja
Combinar el endulzante y la crema. Revolver el jugo y el colorante de comida. Congelar en un congelador, verter en una sartén cuadrada, o verter en platos de servir. Para mejores resultados, usar un congelador de helado.
Datos nutricionales: una porción de 1 taza, 320 calorías, 8 gramos de carbohidratos.

Salsa De Rompope

- 1 taza de mantequilla o margarina
- 1 taza de mi receta de rompope
- Splenda cualquier otro endulzante para=1 3/4 taza de azúcar
- 1 cucharada de ron

1. Combinar todo menos el ron en una cacerola.
2. Calentar hasta que la mantequilla se derrita. Hervir a fuego lento hasta que la mantequilla se haya calentado toda, revolviendo ocasionalmente.
3. Revolver el ron.
4. Servir sobre helado, tartas, o fruta.
5. Hace más de 2 tazas.

Tarta De Crema De Fresa

1 corteza de nuez, coco o merengue
1 caja pequeña de pudín de vainilla instantáneo sin azúcar
2-1/2 tazas de fresas frescas
Splenda cualquier otro endulzante para = 1 taza de azúcar

Preparar la mezcla de pudín de acuerdo con las instrucciones. Macerar las fresas o hacerlas puré. Mezclar las fresas maceradas y el endulzante en la mezcla de pudín. Verter en la corteza y dejar enfriar hasta que se asiente.
Datos nutricionales: 1/8 tarta (sin corteza)

TARTA DE CHOCOLATE Y FRAMBUESA

Página 18

1-1/2 tazas de frambuesas
1/3 taza de cocoa en polvo
1 sobre de gelatina sin sabor
1/2 taza de agua
1-1/2 tazas de crema o leche
Splenda o suficiente endulzante para = 2 tazas de azúcar

Preparar la corteza en una sartén de tarta o en tazas individuales de natilla. Suavizar la gelatina en agua.
Calentar en calor bajo hasta que la gelatina se disuelva. Hacer puré con las frambuesas, la crema, la mezcla de gelatina, la cocoa y el endulzante hasta que esté casi suave. Licuar por 30 segundos.
Verter en la corteza y enfriar hasta que se asiente.

Tarta Rápida De Crema

1 corteza de nuez, coco o merengue
1 caja grande de pudín instantáneo de vainilla, chocolate o caramelo sin azúcar
2-1/2 tazas de crema o leche

Preparar la corteza en una sartén de tarta o en tazas individuales de natilla. Batir la mezcla del pudín y juntarlo por 1 o 2 minutos. Dejar asentar por 3 minutos. Verter en la corteza y dejar enfriar hasta que se asiente.

TARTA DE HELADO DE CREMA

1 corteza de nuez, coco o corteza de merengue
1-1/2 tazas de helado de café, suavizado
1-1/2 tazas de helado de chocolate, suavizado
1 taza de nueces trituradas
1 receta de salsa de helado, si se desea
1 receta de crema batida de chocolate, si se desea

Suavizar el helado de café. Llenar la corteza hasta la mitad con helado suavizado de café. Esparcir la salsa de helado sobre la primera campa y rociar ½ taza de nueces encima. Congelar hasta que esté firme. Suavizar el helado de chocolate. Llenar la corteza con el helado de chocolate

Página 19

nuevamente y rociar la salsa de chocolate restante y decorar con las nueces restantes.

Congelar hasta que esté firme.

NOTA: Puedes utilizer diferentes sabores de helado, o salsa o crema batida para hacer diferentes sabores.

Datos

Tarta De Queso De Crema Agria Rica

- 1 receta de corteza de nuez
- 1 (8 oz) paquete de queso crema
- 1 taza de crema agria
- Splenda o cualquier otro endulzante para=1 1/3 tazas de azúcar
- 1 1/3 tazas de crema batida
- 1 cucharadita de vainilla

1. Preparar la corteza de nuez en una sartén de 9 pulgadas. Batir el queso crema hasta que esté esponjoso. Agregar endulzante. Agregar crema agria y vainilla. Envolver en la crema batida. Verter en la corteza y enfriar hasta que se asiente.

Wraps de Lechuga

- Dos hojas de lechuga iceberg
- Una pechuga de pollo deshuesada y sin piel picada en trozos
- ½ taza de cebolla picada
- ½ taza de champiñones picados
- Un diente de ajo triturado
- Una cucharada grande de cilantro picado
- Una cucharada pequeña de aceite de sésamo
- Una cucharada pequeña de Liquid Aminos

Cocine el pollo en un sartén con el aceite de semillas de sésamo, Liquid Aminos, ajo, cebolla, y champiñones. Después que los ingredientes estén bien cocinados, colóquelos dentro de las dos hojas de lechuga iceberg. Para acompañamiento, rocíe el cilantro en el tope.

Ensaladas

- ½ taza de tocineta cocinada picada en trozos
- Dos huevos duros sancochados
- ½ taza de tomates picados
- Tres rebanadas de aguacate
- ½ taza de espinaca fresca

Mezcle todos los ingredientes antes mencionados en una ensaladera con aceite de oliva y vinagre de vino tinto. Agregue sal y pimienta.

Total Carbohidratos: 8,2 gramos
Total Calorías: 420

- ½ pepino rebanado (parcialmente sin piel)
- ½ tomate picado
- ¼ taza de pimiento morrón picado
- ¼ taza de cebolla picada
- Una pechuga de pollo deshuesada y sin piel

Mezcle todos los ingredientes antes mencionados con el jugo de un cuarto de limón, polvo de ajo, vinagre de vino blanco, sal, y pimienta. Cocine el pollo en el horno con sal y pimienta.

Total Carbohidratos: 9,2 gramos
Total Calorías: 164

- ½ taza de rábano picado
- ½ taza de cebolla morada picada
- ½ taza de tomates picados
- Una taza de lechuga romana picada
- Una taza de rúcula picada
- Dos cucharadas grandes de queso feta
- Un filete (4 oz) de flanco (arrachera o sobre barriga)

Mezcle todos los vegetales antes mencionados en una ensaladera grande con aceite de oliva y vinagre de vino tinto. Cuando el aderezo esté completamente mezclado, rocíe el queso feta por encima de la lechuga. Cuando el filete esté cocinado en la estufa, colóquelo encima del queso feta. Agregue sal y pimienta al gusto.

Total Carbohidratos: 11,7 gramos
Total Calorías: 401

- ½ taza de espinaca fresca
- Una taza de lechuga romana picada en tiras
- ½ taza de camarones medianos cocinados
- Tres rebanadas de aguacate
- Una cucharada grande de aderezo ligero de

cilantro

Cocine los camarones en la estufa con el jugo de un cuarto de lima, sal, pimienta, y una cucharada pequeña de cilantro picado. Mezcle la espinaca, rúcula, y aguacate en una ensaladera con el aderezo de cilantro. Cuando los camarones estés completamente cocinados, agréguelos a la ensalada.

Total Carbohidratos: 7,3 gramos
Total Calorías: 277

Más almuerzos bajos en carbohidratos

- Un huevo
- Una pechuga de pollo deshuesada y sin piel picada en cubos
- Una cucharada pequeña de jengibre molido
- Una cucharada pequeña de ajo molido
- ½ taza de brócoli picado

Caliente en la estufa una cucharada grande de aceite de oliva. Agregue pollo, huevo, jengibre, y ajo. Cocine por diez minutos antes de añadir el brócoli. Después de añadir el brócoli, cocine por otros diez minutos. Si desea más sabor, agregue Liquid Aminos, sal, y pimienta.

Total Carbohidratos: 5,8 gramos

Total Calorías: 214

- Dos rebanadas de pechuga de pavo deli
- Dos rebanadas de tocineta cocinadas
- Una hoja de lechuga romana picada
- Cuatro rebanadas de tomate

Enrolle en el pavo: lechuga, tomate y tocineta.

Total Carbohidratos: 6,7 gramos
Total Calorías: 165

- Una lata de atún
- Una cucharada grande de yogurt natural sin grasa
- ½ taza de apio picado
- Una cucharada pequeña de jugo limón fresco
- Dos rebanadas de tomate

Mezcle atún, yogurt, apio, jugo de limón, sal, y pimienta en un bol. Corte dos rebanadas de tomate y colóquelas en un plato. Agregue la mezcla de atún sobre los tomates.

Total Carbohidratos: 3,8 gramos

Total Calorías: 220

- Dos hojas de lechuga Romana
- Una taza de pavo molido
- ½ taza de tomates picados
- Jugo de una porción de lima
- ¼ taza de cebolla
- Dos cucharadas grandes de queso cheddar cortado en tiras
- Una cucharada grande de salsa

Cocine el pavo molido en una estufa hasta que se cocine totalmente. Coloque el pavo sobre las hojas de lechuga. Coloque los tomates crudos, cebolla cruda, y el queso cheddar sobre el pavo. Para más sabor, agregue la salsa y el jugo de lima antes de combinar todos los ingredientes.

Total Carbohidratos: 7,7 gramos
Total Calorías: 170,5

Cena para una persona en dieta baja en carbohidratos

Durante una dieta baja en carbohidratos, es muy importante que Usted cene tres horas antes de irse a dormir. Esto le dará a su cuerpo tiempo suficiente para digerir totalmente la cena. El tiempo es muy importante durante una dieta baja en carbohidratos, igualmente debe comer al menos cuatro horas y media después que Usted ha almorzado. De esta manera, Usted no estará tentado a comer alimentos grasosos, que no están en su dieta. Asegúrese de tener todo listo para comenzar y cocine cuando llegue a casa después del trabajo, esto le ayudará a comer saludable, de forma que no se mime con algo rápido y poco saludable.

Aquí tenemos una lista de diferentes tipos de comida para consumir en la cena, durante una dieta baja en carbohidratos/calorías:

A la parrilla

- Dos hamburguesas de pavo molido
- ½ taza de espinaca fresca
- Dos cucharadas grandes de salsa
- Dos rebanadas de queso Suizo bajo en graso

Prepare dos hamburguesas de pavo molido sin el pan. Cuando las hamburguesas de pavo estén bien cocinadas, coloque encima el queso cheddar mientas aun estén calientes. Coloque las hamburguesas de pavo sobre un plato con espinaca fresca y agregue salsa al gusto, en sustitución de la salsa de tomate kétchup.

Total Carbohidratos: 4,5 gramos
Total Calorías: 342,5

- Una pechuga de pollo deshuesada y sin piel (4oz)
- Un pimiento morrón
- Dos champiñones portobello grandes
- ½ cebolla morada

Corte el pollo, el pimiento morrón, y la cebolla morada en cubos grandes. Corte los champiñones portobello en grandes rebanadas. Coloque todos los ingredientes en brochetas de madera y cubra las brochetas con aceite de oliva y sal de ajo. Cocine las brochetas a la parrilla por quince minutos, volteándolas frecuentemente.

Total Carbohidratos: 12,2 gramos
Total Calorías: 148

- ½ tomate picado
- Una taza de brócoli picado
- Dos cucharadas grandes de aderezo Italiano
- Una pechuga de pollo deshuesada y sin piel (4oz)

Envuelva en pale de aluminio los tomates picados y el brócoli con el aderezo Italiano. Coloque la envoltura de papel de aluminio en la parrilla y cocínela por diez minutos. Cubra la pechuga de pollo con aceite de oliva y coloque el pollo en la parrilla por veinte minutos. Cuando todo esté totalmente cocinado, vierta sobre el pollo el tomate y el brócoli con todos los jugos que están dentro de la envoltura de papel de aluminio.

Total Carbohidratos: 10,2 gramos
Total Calorías: 231

- Un filete de salmón
- Tres rebanadas de limón
- Una taza de brócoli picado
- Una taza de calabacín rebanado
- Una cucharada pequeña de perejil picado

Cubra el salmón con una cucharada pequeña de aceite de oliva, sal, pimienta, y el perejil picado. Coloque el salmón en la parrilla con tres rebanadas de limón encima. Separadamente cocine el brócoli y el calabacín envueltos en papel de aluminio, aplicando pinceladas de aceite de oliva sobre los vegetales. Agregue sal y pimienta al gusto. Cocine el salmón durante 8-10 minutos. Cocine los vegetales por 15 minutos.

Total Carbohidratos: 9,9 gramos
Total Calorías: 288

Al horno

- Una pechuga de pollo deshuesada y sin piel (4oz)
- ¼ taza de queso Parmesano rallado
- Un huevo
- Jugo de limón
- Una taza de coliflor picado

Mezcle el huevo en un bol junto con el queso Parmesano. Tome la pechuga de pollo y deslícela por el bol, hasta que el pollo esté totalmente cubierto. Cocine el pollo en el horno por treinta minutos. Cuando el pollo esté a medio cocinar, tome el limón y exprima su jugo sobre la pechuga de pollo. Cuando saque el pollo a medio cocinar del horno, agregue la coliflor dentro del envase de hornear. Aplique sobre la coliflor pinceladas de aceite de oliva, sal, y pimienta.

Total Carbohidratos: 6,6 gramos
Total Calorías: 327

- 2 cucharadas pequeñas de trozos de queso azul
- Un filete de solomo de 3oz
- 1 taza de espárragos

Condimente el filete con sal y pimienta. Coloque

los trozos de queso azul encima del filete antes de ingresarlo al horno. Mezcle los espárragos con una cucharada pequeña de aceite de oliva, sal, pimienta, y polvo de ajo. Coloque los espárragos al horno por diez minutos. Cocine el filete en el horno por 5-10 minutos a la brasa.

Total Carbohidratos: 6,0 gramos
Total Calorías: 265

- Un filete de pescado blanco (4oz)
- ½ taza de col de Bruselas
- ½ taza de judías verdes picadas

Coloque el horno a 350 grados. Aplique pinceladas de un poco de aceite de oliva, jugo de limón, sal, y pimienta sobre el pescado blanco de su elección. Coloque el pescado en el horno por 15-20 minutos. En un bol, mezcle la col de Bruselas y las judías verdes con aceite de oliva, ajo fresco, jugo de limón, sal y pimienta. Cocine los vegetales en la estufa en un sartén por alrededor de 10 minutos o hasta que esté listo.

Total Carbohidratos: 7,5 gramos
Total Calorías: 224

En la estufa

- ½ paquete de brotes de frijol
- ½ pimiento morrón picado
- ½ taza de champiñones rebanados
- Una pechuga de pollo picada, deshuesada y sin piel

Primero, cocine el pollo en la estufa con una cucharada grande de Liquid Aminos, una cucharada pequeña de aceite de oliva, una cucharada pequeña de ajo fresco, sal, y pimienta. Cuando el pollo esté cocinado a medias, agregue todos los vegetales antes mencionados y cocine por alrededor de diez minutos. Si le gusta el picante, agregue una cucharada pequeña de pimienta roja triturada.

Total Carbohidratos: 8,0 gramos
Total Calorías: 173

- Una docena de camarones medianos
- Una taza de brócoli picado
- Una calabaza de verano rebanada

Antes de cocinar, mezcle camarones, brócoli, y la calabaza de verano en un bol con una cucharada grande de aceite de oliva y dos cucharadas pequeñas de aderezo Old Bay. Caliente el sartén a temperatura medio alta y cocine todos los ingredientes por 5-10 minutos, o hasta que los camarones se sientan firmes.

Total Carbohidratos: 10,0 gramos
Total Calorías: 172

- ½ taza de cebollín picado
- ¼ oz de filete de solomo (cortado en cubos)
- ½ taza de champiñones rebanados
- 1 taza de col crespa picada
- 1 cucharada pequeña de jengibre molido
- 1 cucharada grande de Liquid Aminos
- 1 cucharada pequeña de ajo molido
- 1 cucharada pequeña de pimienta negra

Marinar en una bolsa o envase el filete junto con ajo, jengibre, pimienta, y Liquid Aminos, por dos horas antes de cocinarlo. Cocine los vegetales y el filete juntos en la estufa por diez minutos a temperatura medio alta en un sartén.

Total Carbohidratos: 9,8 gramos
Total Calorías: 268

Huevos fritos con salsa y aguacate

Tiempo: 30 minutos I Porción: 1

Carbohidratos netos: 16 gramos I Fibra: 10 gramos I Grasa: 51 gramos I Proteínas: 16 gramos I Kilocalorías: 610

Ingredientes:

2 cucharadas grandes de aceite de oliva

½ cebolla amarilla (finamente picada)

½ pimiento morrón (finamente picado)

2 dientes de ajo (triturados)

1 jalapeño fresco (triturado)

1 tomate (pelado y picado en dados)

2 huevos de campo

½ aguacate (rebanado)

Perejil fresco (finamente picado)

Preparación:

1. Caliente una cucharada grande de aceite de oliva en un sartén antiadherente a temperatura moderada. Agregue ajo, la cebolla finamente picada, pimiento morrón, y el jalapeño triturado. Freír por 3 minutos moviéndolo constantemente. Agregue el tomate picado en dados. Remueva para combinar y deje cocinar por 5 minutos más.

2. De forma separada en una cacerola antiadherente, caliente el aceite de oliva restante. Agregue los huevos y cocine al gusto. Transfiera los huevos al plato.

3. Agregue en el plato la salsa con una cuchara y añada rebanadas de aguacate a su lado. Decore con perejil recién cortado.

Almuerzo
Muslo de Pollo a la Brasa "One-Pot" y nabicol

Cena
Pollo Cremoso a la Toscana bajo en carbohidratos

DÍA 35

Desayuno

Bolas de crema de vainilla y manzanas de canela

Almuerzo

Estofado de Cordero con eneldo y pimienta

Tiempo: 2 horas 10 minutos I Porciones: 6

Carbohidratos netos: 6 gramos I Fibra: 3 gramos I Grasa: 49 gramos I Proteínas: 29 gramos I Kilocalorías: 590

Ingredientes:

900 gr de espalda de cordero (en cubos)

2 hojas de laurel

1 cucharada pequeña de granos de pimienta

1 cebolla amarilla (picada en forma de "V")

1 zanahoria (picada en finas rodajas)

Sal al gusto

300 ml de crema de leche

1 cucharada pequeña de jugo de limón

Eneldo fresco (finamente picado)

550 gr de judías verdes

Preparación:

1. Coloque la espalda de cordero picado en cubos en una cacerola con agua salada previamente hervida. Permita que el cordero se cocine 5 minutos a fuego alto. Luego, saque del agua y enjuáguelo. Coloque a un lado. Descarte el agua.

2. Coloque los cubos de cordero en la misma cacerola. Agregue las hojas de laurel, granos de pimienta, cebolla picada, y rodajas de zanahoria. Agregue agua hasta cubrir todo. Revuelva con sal y permita 2 horas de cocción a fuego lento.

3. Remueva los cubos de cordero del caldo y colóquelos aparte. Utilice un colador para colar el cordero. Descarte los vegetales hervidos. Regrese el caldo a la cacerola y deje hervir hasta que se reduzca a la mitad.

4. Agregue la crema de leche al caldo. Lleve el caldo cremoso hasta hervir. Déjelo hervir a fuego lento durante 15 minutos removiéndolo constantemente. Sazonar al gusto. Agregue el jugo de limón.

5. Regrese la carne a la cacerola. Cocine un par de minutos a fuego lento hasta que la carne esté totalmente caliente. Sazone con el eneldo picado.

6. Coloque las judías verdes frescas en una cacerola con agua salada previamente hervida. Permita 4-5 minutos para hervir. Remuévalos del agua y colóquelos en los platos. Sirva junto con el eneldo y el estofado de cordero a la pimienta.

Cena

Sopa de calabaza reconfortante

Desayuno

Daal (Lentejas de las Indias Orientales)

Ingredientes:

3 tazas de lentejas rojas
1 cucharada grande de abésoda
1 cucharada grande de semillas de comino, enteras
½ taza de cebolla en rodajas
2 cucharadas grandes de aceite de canola

Preparación:

Esta es una receta simple que podrá alimentar a toda la familia en muy poco tiempo. Para comenzar, debes tener una cacerola grande y colar las lentejas con un poco de agua fría. Debes hacer esto hasta que el agua salga totalmente clara. Luego de eso, puedes llenar la cacerola hasta 2 pulgadas por encima de las lentejas antes de colocarlo en la estufa y colocar todo a hervir.

Mientras las lentejas se calientan, puedes buscar un sartén distinto y saltear la cebolla con un poco de aceite. Deja que la cebolla se cocine por unos minutos hasta que se comience a caramelizar y comience a tornarse marrón. En ese momento, retírala del sartén.

Calienta un sartén hasta que esté muy caliente y agrega el resto del aceite y las especias y deja que se mezcle por 30 segundos, de forma que suelten completamente su sabor.

Agrega las especias y las cebollas con las lentejas y asegúrate de removerlas. Cuando esté listo, las lentejas se van a transformar de un color naranja oscuro a un color amarillo y deben estar lo suficientemente suaves como para ser una sopa gruesa.

Wraps Tandoori

Ingredientes:
1 libra de chuleta de pavo, picada
1 cucharada pequeña de ajo molido
1 cucharada pequeña de comino
½ cucharada pequeña de pimienta de cayena
½ cucharada pequeña de cilantro
½ cucharada pequeña de jengibre molido
1/8 cucharada pequeña de canela
Una pizca de clavos de olor
8 panes Indios "Chapati"

Preparación:

Para comenzar esta receta, saque un bol y mezcle clavos de olor, canela, jengibre, pimienta de cayena, comino, ajo, y los trozos de pavo. Deje la mezcla a un lado por unos minutos mientras Usted trabaja en los otros ingredientes.

Luego, saque un sartén de parrilla que se ajuste a su estufa y rocíelo con un poco de espray vegetal antes de calentarlo por unos minutos a una temperatura media alta. Coloque los trozos de pavo sobre la parrilla y déjelos cocinar cerca de 5 minutos o hasta que el pavo haya tenido tiempo de tornarse ligeramente marrón y esté cocinado. Cuando los trozos de pavo estén listos Usted puede removerlos de la parrilla y colocarlos en un bol limpio.

Coloque el pan o tortillas sobre la parrilla, de dos en dos. Déjelos sobre la parrilla cerca de 30 segundos de cada lado antes de transferirlo sobre una tabla de picar.

Abra el pan o las tortillas y coloque adentro el pavo. Usted puede añadir un poco de un ingrediente favorito aprobado por Paleo como tope de la tortilla. Doble a la mitad y luego disfrute.

Judías Verdes de la India

Ingredientes:
1 bolsa de judías verdes congeladas
1 cebolla Vidalia
1 cucharada grande de semillas de comino
1 cucharada pequeña de jugo de limón
Sal
2 cucharadas grandes de aceite de canola
1 jalapeño

Preparación:

Para comenzar esta receta, saque un sartén y
coloque el comino y el aceite. Deje que el comino
se cocine cerca de 3 minutos a temperatura media
baja. Luego puede agregar la cebolla al sartén y
deje que se sofría por unos minutos más hasta que
se torne de color marrón casi dorado.

Agregue pimienta, sal, y las judías congeladas.
Pruebe la mezcla antes de cambiar a temperatura
alta, coloque una tapa sobre el sartén, y déjelo
cocinar por otros 10 minutos. Puede añadir el
juego de limón una vez pasado ese tiempo, si lo
desea.

Tómese el tiempo para cocinarlo hasta que
obtenga la consistencia que a Usted le guste,
Puede disfrutar este plato solo o con algún
acompañante aprobado por Paleo.

Guisantes Afganos y Pollo

Ingredientes:
200 gr de pechuga de pollo
1 taza de cebolla picada
1 taza de tomate picado
3 dientes de ajo
3 cucharadas grandes de pasta de tomate
1 taza de guisantes verdes enlatados
1 taza de agua
Sal
Curry
Garam masala
Cúrcuma

Preparación:

Para comenzar con este plato, saque un sartén y coloque el aceite y la cebolla adentro. Permita que la cebolla se fría hasta que tenga oportunidad de tornarse color dorando suave. En este momento Usted puede añadir el ajo y luego el pollo picado. Continúe mezclando hasta que el pollo tenga tiempo de tornarse parcialmente cocinado.

Coloque los tomates con la mezcla y déjelos cocinar por algunos minutos mientras revuelve la mezcla. Agregue los guisantes y la pasta de tomate junto con un poco de agua para mantener la mezcla. Agregue un poco de sal hasta lograr el sabor que guste. Garam masala y la cúrcuma son también buenas adiciones.

Cubra el sartén y permita que todo el palto se continúe cocinando hasta que se ablande. Sirva de inmediato.

Lentejas con Yogurt

Ingredientes:
1 taza de hojas de albahaca no empaquetadas
1 taza de hojas de perejil
½ taza de menta
8 oz. de yogurt natural
½ cucharada grande de pimienta
1 pizca de sal
3 cucharadas pequeñas de jengibre picado
3½ oz. de lentejas
1 taza de caldo de vegetales
1 diente de ajo molido
½ cucharada pequeña de chile en polvo
½ cucharada pequeña de cúrcuma
½ cucharada pequeña de semillas de comino
2 cebollas picadas
1 cucharada grande de aceite de girasol
1 paquete de espinaca
½ jugo de lima
¾ de taza de pasas

Preparación:

Para comenzar esta receta, tome las hierbas y lávelas antes de cortarlas en pedazos más pequeños. Asegúrese de apartar algunas hojas de menta para usarlas posteriormente. Descongele la espinaca si la está utilizando.

Luego, tome el yogurt y sazónelo con algo de sal y pimienta. Déjelo aparte para usarlo luego.

Tome un sartén y agregue el caldo de vegetales junto con las lentejas y el jengibre. Permita que estos ingredientes hiervan.

Mientras esa mezcla se calienta, puede tomar el ajo y molerlo antes de mezclarlo con el resto de la sal y pimienta, así como con comino, cúrcuma, y chile en polvo. Corte la cebolla y fríalas en otro sartén con algo de aceite, ajo y la mezcla de especias. Agregue las lentejas preparadas con su caldo y luego continúe cocinando hasta que se ablanden.

En este momento puede agregar la espinaca descongelada y deje que todo vuelva a hervir. Agregue las hierbas picadas, pasas, y juego de lima de último.

Pollo y curry a cocción lenta

Ingredientes:
6 muslos de pollo, deshuesados y sin piel
2/3 de taza de Miracle Whip Light, Kraft®
1 lata de crema de sopa de pollo, Healthy Request®
1 cucharada pequeña de polvo de curry

Preparación:

Para comenzar esta receta, tome el pollo y cuélelo antes de dejarlo secando. Tome una olla de cocción lenta y realice los ajustes necesarios para su funcionamiento. Cuando la olla de cocción lenta esté lista puede colocar el pollo adentro, tratando de distribuirlo en una sola capa de la mejor manera posible.

Luego, tome un bol y mezcle allí el resto de los ingredientes. Cuando estén bien mezclados puede agregar la mezcla sobre el pollo de la manera más similar posible.

Coloque la tapa sobre la olla de cocción lenta y permita que el contenido se cocine en la graduación más alta por cerca de 5 horas. Revuelva lentamente justo antes de servir y disfrute.

Pollo Indio Paleo y Estofado

Ingredientes:

3 cucharadas pequeñas de aceite de oliva

3 pechugas de pollo, deshuesadas y sin piel

Sal

Pimienta

1 cebolla amarilla picada

4 dientes de ajo picados

1 cucharada grande de jengibre rallado

1 cucharada grande de garam masala

2 cucharadas pequeñas de comino

1 cucharada pequeña de cilantro molido

½ cucharada pequeña de pimienta de cayena

3 tazas de caldo de pollo

¾ taza puré de tomate

½ taza de crema de coco

3 batatas pequeñas peladas y cortadas

Perejil

Preparación:

Para comenzar con esta receta, tome una olla de hierro fundido ("Dutch Oven") y coloque dentro un poco de aceite de oliva. Deje que caliente en la estufa antes de usarlo. Mientras la olla se calienta, puede tomar el pollo y sazonarlo bien de ambos lados con sal y pimienta. Cuando esté listo puede colocarlo dentro de la olla ya caliente.

Usted deberá dorar el pollo por ambos lados durante 5 minutos de forma de cocinarlo bien antes de moverlo a un plato y colocarlo a un lado.

Utilizando la misma olla, puede calentar el resto del aceite antes de agregar jengibre, ajo, y cebolla. Permita que estos ingredientes se sofrían en la olla por cerca de 8 minutos de forma que se ablanden. En este momento, puede agregar una cucharada grande del puré de tomate así como pimienta de cayena, cilantro, comino, y garam masala. Remueva todos estos para que se mezclen y continúe cocinándolos por otros 4 minutos.

Al terminar dicho tiempo, puede agregar a la olla el resto del puré de tomate, el caldo de pollo, y el pollo. Permita que todos los ingredientes hiervan antes de reducir el fuego y dejarlos cocinar a fuego lento por una hora y media. Tómese el tiempo para sazonarlo con algo de pimienta y un poco de sal al gusto durante el proceso.

Pasado el tiempo, puede tomar el pollo y sacarlo de la olla para colocarlo en un plato. Corte o desmenuce en pedazos más pequeños. Cuando termine, puede colocar el pollo de regreso en la olla junto con la batata.

Permita que el plato se cocine y deje cocinar a fuego lento por otros 35 a 45 minutos de forma que la salsa tenga tiempo para espesarse y las batatas de ablandarse, tomándose el tiempo de removerlo unas cuantas veces.

Durante los últimos cinco a diez minutos del proceso de cocción, puede agregar la leche de coco a su gusto. Sirva el plato caliente y disfrute.

Albóndigas Indias con Salsa de Tomate

Ingredientes:

500 gr de carne molida

¼ taza de cilantro

1 cucharada grande de garam masala

½ cucharada pequeña de ajo en polvo

½ cucharada pequeña de sal

1 cucharada grande de aceite de coco

1 cebolla triturada

1 lata de tomates picados

1 taza de leche de coco

1 cucharada pequeña de cilantro molido

½ cucharada pequeña de comino molido

½ cucharada pequeña de polvo de jengibre

½ cucharada pequeña de polvo de mostaza amarilla

Pimienta

Preparación:

Para comenzar esta receta, Usted querrá trabajar en las albóndigas. Para hacer esto, tome un bol y combine la carne molida junto con un poco de cilantro, sal, ajo, y garam masala. Utilice sus manos para mezclarlo bien. Esta mezcla será capaz de producir al menos 15 albóndigas dependiendo del tamaño que Usted las haga.

Luego, tome el aceite de coco y rocíelo sobre un sartén. Permita que se caliente un poco antes de colocar adentro las albóndigas preparadas. Deje que las albóndigas se doren por todos lados a fuego medio. Tan pronto las albóndigas estén doradas, las puede sacar del sartén y colocarlas aparte; idealmente aun no estarán totalmente cocinadas.

En ese mismo sartén, puede freír la cebolla triturada y dejarla que se cocine hasta que esté translúcida. Agregue las especias, leche de coco, y tomates picados y remueva todo bien. Reduzca el fuego y permita que se cocine a fuego lento durante 5 minutos hasta tanto se haya espesado un poco.

En ese momento, debe colocar las albóndigas de regreso en el sartén y removerlas un poco de formar de asegurarse que queden bien cubiertas con la salsa. Cocine a fuego lento por otros 5 minutos adicionales de forma que las albóndigas de terminen de cocinar completamente.

Sirva el plato con un poco de sus vegetales favoritos y disfrute.

Tortilla

6 raciones

Ingredientes

- 2 cucharadas grandes de aceite de oliva o aceite de aguacate
- 1 calabacín, en rodajas
- 1 taza de espinaca fresca
- 2 cucharadas grandes de cebollín picado
- 1 cucharada pequeña de ajo triturado, sal y pimienta al gusto
- 1/3 taza de leche de coco
- 6 huevos

Preparación:

Caliente el aceite de oliva a temperatura media. Agregue el calabacín y cocínelo hasta que se ablande. Mezcla espinaca, cebollín, y ajo. Sazone con sal y pimienta. Continúe cocinando hasta que la espinaca se ablande.

En un bol separado, rompa los huevos y agregue leche de coco. Vierta en el sartén sobre los vegetales. Reduzca a fuego bajo, cubra, y cocine hasta que los huevos estén firmes (5 a 7 minutos).

Superfoods Naan / Panquecas / Crepes

Crepes de Calabacín

Ingredientes
- 2 calabacines medianos
- 2 cucharadas grandes de cebolla picada
- 3 huevos revueltos
- 6 a 8 cucharadas grandes de harina de almendras
- 1 cucharada pequeña de sal
- ½ cucharada pequeña de pimienta negra molida
- Aceite de coco

Preparación:

Caliente el horno a 300 grados Fahrenheit.
Ralle el calabacín dentro de un bol y agregue la cebolla y los huevos. Mezcle con 6 cucharadas grandes de harina, sal, y pimienta.
Caliente un sartén grande a temperatura media y agregue aceite de coco en el sartén. Cuando el aceite esté caliente, baje la temperatura del fuego y agregue la mezcla al sartén. Cocine las panquecas cerca de 2 minutos por cada lado, hasta dorarse. Coloque las panquecas en el horno.

Corteza Salada de Pastel de Superfoods

Ingredientes

- ¼ taza de harina de almendras blanqueada
- 1/3 taza de harina de tapioca
- ¾ cucharada pequeña de sal marina finamente molida
- ¾ cucharada pequeña de paprika
- ½ cucharada pequeña de comino molido
- 1/8 cucharada pequeña de pimienta blanca molida
- ¼ taza de aceite de coco
- 1 huevo grande

Preparación:

Coloque la harina de almendras, harina de tapioca, sal marina, vainilla, huevo y azúcar de coco (en caso que Usted utilice azúcar de coco) en el bol de un procesador de alimentos. Procese el contenido 2 o 3 veces para mezclar. Agregue aceite y miel cruda (en caso que Usted utilice miel cruda) y apriete realizando varias pulsaciones de un segundo y luego deje que el procesador de alimentos siga trabajando hasta que la mezcla se una.

Mueva la masa a una hoja de envoltura plástica. Envuélvala y luego presione la masa hasta llevarla al tamaño de un disco de 9 pulgadas. Refrigere cerca de 30 minutos.

Remueva la envoltura plástica. Presione la masa hacia el fondo y por los lados, dentro de un envase de pastel de 9 pulgadas previamente untado con mantequilla. Ondule un poco los bordes de la corteza. Refrigere por 20 minutos. Ajuste el interior del horno a una posición media y precaliente el horno a 375 grados Fahrenheit. Coloque el envase dentro del horno y déjelo cocinar hasta que se dore.

Quiche

Ingredientes

- 1 Corteza Salada de Pastel Superfoods previamente cocinada y enfriada
- 8 onzas de espinaca orgánica, cocinada y seca
- 6 onzas de cerdo cortado en cubos
- 2 cebollas escalonia (chalota) medianas, finamente rebanadas y salteadas previamente
- 4 huevos grandes
- 1 taza de leche de coco
- ¾ cucharada pequeña de sal
- ¼ cucharada pequeña de pimienta negra fresca molida

Preparación:

Dore el cerdo en aceite de coco y luego añada espinaca y las cebollas escalonia. Aparte una vez esté listo.

Precaliente el horno a 350°F. En un bol grande, combine huevos, leche, sal y pimienta. Batir hasta que se torne cremoso. Tome cerca de ¾ de la mezcla previamente escurrida, reservando el otro ¼ para el tope del quiche. Agregue la mezcla de huevo a la corteza y coloque el remanente en el tope del quiche.

Coloque el quiche en el centro del interior del horno y cocine sin interrupción por 45 a 50 minutos.

Bolas de Sésamo de Queso Cottage

Ingredientes

- 16 onzas de queso de granja o queso cottage (requesón)
- 1 taza de almendras finamente picada
- 1½ tazas de avena

En un bol grande, combine el queso blando, almendras y avena. Prepara boas y coloque mixtura de semillas de sésamo.

Granizado Superfoods

Primero coloque el líquido. Rodeado de té o yogurt, las aspas de la licuadora pueden moverse libremente. Luego, agregue trozos de frutas o vegetales. Las hojas verdes van a ir de último dentro de la licuadora. El líquido preferido es té verde, pero puede utilizar leche de almendra o de coco o un té de hierbas.

Comience lento. Si su licuadora tiene velocidades, comience en velocidad lenta para romper lo pedazos grandes de fruta. Continúe licuando hasta que se forme un puré. Si puede pulsar su licuadora, pulse varias veces antes de cambiar al modo puré. Una vez tenga su líquido y puré de frutas, comience a agregar las hojas verdes, muy lentamente. Espere a que el grupo anterior de hojas verdes haya sido completamente licuado.

¿Grueso? ¿Agregó mucho té o aceite de coco? Espese su granizado agregando cubos de hielo, linaza molida, semillas de chía o avena. Una vez se acostumbre a diferentes sabores de granizados, agregue cualquier alga marina, espirulina, polvo de clórela o jengibre para un sabor adicional. Pruebe con cualquier forma de polvo Superfoods en este momento. Piense en agregar cualquier mantequilla de frutos secos o pasta de sésamo también o algún aceite de Superfoods.

¡Cambie! Rote sus hojas verdes; ¡no beba siempre la misma selección de granizado! Al principio pruebe con 2 hojas verdes diferentes cada semana y luego agregue una tercera y cuarta, una por semana. Y continúe rotándolas. No utilice espinaca y col crespa al mismo tiempo. Pruebe con hojas de remolacha, que tienen un toque de rosado en ellas y que agregan gran color a su granizado. Aquí está la lista de hojas verdes para que las pruebe: espinaca, col crespa, diente de león, acelga, hojas de remolacha, rúgula, lechuga, col berza, bok choy, repollo, cilantro, perejil. ¡Sabor! Puede darle sabor al granizado con granos de vainilla molida, canela, miel cruda, nuez moscada, clavos, mantequilla de almendras, pimienta de cayena, jengibre o casi con cualquier semilla o combinación de nueces picadas.

No solo los granizados tienen altos niveles de nutrientes, vitaminas y fibras, sino que también puede lograr que le agrade el sabor de cualquier vegetal que a Usted no le guste (sea col rizada, espinaca o brócoli). El secreto detrás del licuar el granizado perfecto es utilizar frutas dulces o nueces o semillas para darle a su bebida un sabor único.

Hay una razón por la que la col rizada y la espinaca parecen ser los ingredientes principales en todo granizado verde. No solo le dan a los granizados su color verdoso, sino también son fuente de calcio, proteína y hierro.

A pesar que el licuado por sí solo incrementa la accesibilidad a carotinoides, ya que la presencia de grasas es conocida por incrementar la absorción de carotinoides presentes en hojas verdes, sin embargo, también es posible que el aceite de coco, nueces y semillas en un granizado puedan incrementar más la absorción.

SI Usted no puede encontrar algún ingrediente, reemplácelo con algo parecido.

Granizado de Col Rizada y Kiwi

- 1 taza de Col Rizada, picada
- 2 Manzanas
- 3 Kiwis
- 1 cucharada grande de semillas de linaza
- 1 cucharada grande de jalea real
- 1 taza de hielo granizado

Granizado de Manzana y Calabacín

- ½ taza de calabacín
- 2 Manzanas
- ¾ Aguacate
- 1 tallo de Celery
- 1 Limón
- 1 cucharada grande de Espirulina
- 1½ tazas de hielo granizado

Granizado de Diente de León

- 1 taza de hojas verdes de diente de león
- 1 taza de Espinacas
- ½ taza de pasta de sésamo
- 1 Rábano Rojo
- 1 cucharada grande de semillas de chía
- 1 taza de té de lavanda

Granizado de Hinojo y Melón Verde

- 1 taza de hinojo
- 1 taza de Brócoli
- 1 cucharada grande de Cilantro
- 1 taza de Melón Verde
- 1 taza de hielo granizado
- 1 cucharada grande de chlorella

Granizado de Brócoli y Manzana

- 1 Manzana
- 1 taza de Brócoli
- 1 cucharada grande de Cilantro
- 1 tallo de Celery
- 1 taza de hielo granizado
- 1 cucharada grande de algas marinas trituradas

Granizado Ensalada

- 1 taza de espinacas
- ½ pepino

- ½ cebolla pequeña
- 2 cucharadas grandes de Perejil
- 2 cucharadas grandes de jugo de limón
- 1 taza de hielo granizado
- 1 cucharada grande de aceite de oliva o de aceite de comino
- ¼ taza de hierba de trigo

Granizado de Aguacate y Col Rizada

1 taza de Col Rizada

½ Aguacate

1 taza de Pepino

1 tallo de Celery

1 cucharada grande de semillas d chía

1 taza de té de camomila

1 cucharada grande de Espirulina

Granizado de Berro

- 1 taza de Berro
- ½ taza de mantequilla de almendras
- 2 pepinos pequeños
- 1 taza de leche de coco
- 1 cucharada grande de Chlorella
- 1 cucharada grande de de semillas de comino – esparcir en el tope y decorar con perejil

Granizado de Hojas de Remolacha

1 taza de Hojas de Remolacha
2 cucharadas grandes de mantequilla de semillas de calabaza
1 taza de Fresas
1 cucharada grande de semillas de Sésamo
1 cucharada grande de semillas de Cáñamo
1 taza de té de camomila

Granizado de Brócoli, Ajoporro y Pepino

- 1 taza de Brócoli
- 2 cucharadas grandes de mantequilla de anacardo (merey)
- 2 Ajoporro
- 2 Pepinos
- 1 Lima
- ½ taza de Lechuga
- ½ taza de Hojas de Lechuga
- 1 cucharada grande de Matcha
- 1 taza de hielo granizado

Granizado de Espinaca y Cacao

- 2 tazas de espinaca
- 1 taza de arándanos congelados
- 1 cucharada grande de polvo de cacao negro
- ½ taza de leche de almendras sin azúcar
- ½ taza de hielo granizado
- 1 cucharada pequeña de miel cruda
- 1 cucharada grande de polvo de Matcha

Granizado de Linaza y Mantequilla de Almendras

½ taza de yogurt natural
2 cucharadas grandes de mantequilla de almendras
2 tazas de espinacas
1 banana congelada
3 fresas
½ taza de hielo granizado
 1 cucharada pequeña de semillas de linaza

Granizado de Manzana y Col Rizada

1 taza de col rizada
½ taza de leche de coco
1 cucharada grande de Maca
1 banana congelada
¼ cucharada pequeña de canela
1 Manzana
Una pizca de nuez moscada
1 clavo
3 cubos de hielo

Granizado Témpano de Melocotón

- 1 taza de lechuga iceberg
- 1 Banana

- 1 melocotón
- 1 Nuez de Brasil
- 1 Mango
- 1 taza de Kombucha
- Decorar en el tope con semillas de cáñamo

Granizado Arcoíris

Granizado de Arcoíris de 3 Colores

Licuar 1 remolacha grande con un poco de hielo granizado
Licuar 3 zanahorias con un poco de hielo granizado
Licuar 1 pepino, 1 taza de hojas de lechuga y ½ taza de hierba de trigo
Sírvalos por separado para preservar sus distintos colores

Aderezos de Ensalada

Ensalada Cargada de Gran Fibra con Aderezo Italiano

Raciones: 1 – Alergias: Dieta Libre de Azúcar (SF), Dieta Libre de Gluten (GF), Libre de Huevo (EF), Dieta Libre de Nueces (NF).

- 1 taza d espinacas
- 1 taza de repollo triturado, chucrut o lechuga. El repollo tiene más sustancia.
- Aderezo Italiano o de Yogurt
- Pimienta de cayena (opcional)
- Algunas ramas de cilantro (opcional)
- 2 cebollines verdes (opcional)

Ensalada Cargada de Gran Fibra con Aderezo de Yogurt

Raciones: 1 taza de espinacas
- 1 taza de repollo o lechuga cortada en tiras
- Aderezo Italiano o de Yogurt
- Pimienta de Cayena (opcional)
- Algunas ramas de cilantro (opcional)
- 2 cebollines verdes (opcional)

Ensalada Cargada de Gran Fibra como una sola comida

- 1 taza de espinacas
- 1 taza de repollo cortado en tiras
- Aderezo de Yogurt
- Pimienta de cayena (opcional)
- Algunas ramas de cilantro (opcional)
- 2 cebollines verdes (opcional)
- 5 oz. de queso de granja bajo en grasa

Coloque el aderezo de yogurt dentro de la ensaladera. Agregue el queso de granja y mezcla minuciosamente. Corte el cebollín en piezas pequeñas y agregue a la mezcla y revuelva. Agregue espinaca y repollo y mezcle minuciosamente. Agregue especias (opcional).

Ensalada Griega

Raciones: 4 – Alergias: Dieta Libre de Azúcar (SF), Dieta Libre de Gluten (GF), Libre de Huevo (EF), Dieta Libre de Nueces (NF).

- 1 cabeza de lechuga iceberg
- 1 cabeza de lechuga romana
- 1 libra de tomate de pera
- 6 oz. de aceitunas negras o griegas, rebanadas
- 4 oz. de rábano rebanado
- 4 oz. de queso feta o queso de cabra bajos en grasas
- 2 oz. de anchoas (opcional)

Aderezo:
- 3 oz. de aceite de oliva o aceite de aguacate
- 3 oz. de jugo de limón fresco
- 1 cucharada pequeña de orégano seco
- 1 cucharada pequeña de pimienta
- 1 cucharada pequeña de sal
- 4 dientes de ajo, triturado

Lave y corte la lechuga en pedazos. Corte los tomates en cuatro. Mezcle aceitunas, lechuga, tomates, y rábano en un bol grande. Mezcle los ingredientes del aderezo y luego agregue el aderezo a los vegetales. Coloque la mezcla un plato de servir poco profundo. Desmenuce el queso feta/cabra sobre toda la mezcla, y coloque los filetes de anchoa en el tope (si lo desea).

Tabulé de Pepino, Cilantro y Quínoa

Raciones: 2

Ingredientes – Alergias: Dieta Libre de Azúcar (SF), Dieta Libre de Gluten (GF), Dieta Libre de Lácteos (DF), Libre de Huevo (EF), Dieta Libre de Nueces (NF), Vegetariano (V)

- 1 taza de quínoa cocinada mezclada con una cucharada grande de semillas de sésamo
- ½ taza de tomate picado y pimiento verde
- 1 taza de pepino picado
- ½ taza de cilantro picado

Aderezo:
- 1 cucharada grande de aceite de oliva o aceite de comino
- 1 cucharada grande de jugo de limón fresco
- Una pizca de pimienta negra
- Una pizca de sal marina

Preparación: Mezcle todos los ingredientes.

Ensalada de Almendras, Quínoa, Pimiento Rojo & Rúcula

- 1 taza de quínoa cocinada mezclada con una cucharada grande de semillas de calabaza
- ½ taza de almendras picadas
- 1 taza de rúcula picada
- ½ taza de pimiento rojo picado

Aderezo:
- 1 cucharada grande de aceite de oliva o aceite de comino
- 1 cucharada grande de jugo de limón fresco
- Una pizca de pimienta negra
- Una pizca de sal marina

Preparación: Mezcle todos los ingredientes.

Ensalada de Espárragos, Quínoa y Pimiento Rojo

Raciones: 2

Ingredientes

- 1 taza de quínoa cocinada mezclada con una cucharada grande de semillas de girasol
- ½ taza de pimiento rojo picado
- 1 taza de espárragos asados
- Sirva con lima y perejil

Aderezo:
- 1 cucharada grande de aceite de oliva o aceite de comino
- 1 cucharada grande de jugo de limón fresco
- Una pizca de pimienta negra
- Una pizca de sal marina

Preparación: Mezcle todos los ingredientes.

Ensalada de Garbanzos, Quínoa, Pepino & Tomate

- 1 taza de quínoa cocinada mezclada con una cucharada grande de semillas de sésamo
- 1 taza de garbanzos cocinados
- 1 taza de pepino y cebollín picados
- ½ taza de tomate picado

Aderezo:
- 1 cucharada grande de aceite de oliva o aceite de comino
- 1 cucharada grande de jugo de limón fresco
- Una pizca de pimienta negra
- Una pizca de sal marina

Preparación: Mezcle todos los ingredientes.

Ensalada de Fresa y Espinacas

Ingredientes

- 2 cucharadas grandes de semillas de sésamo negras

- 1 cucharada grande de semillas de amapola

- ½ taza de aceite de oliva o aceite de aguacate

- ¼ taza de jugo de limón

- ¼ de cucharada pequeña de paprika

- 1 bolsa de espinaca fresca – cortada, lavada y secada

- ¼ de galón de fresas, rebanadas

- ¼ taza de almendras finas tostadas

Preparación

Batir en conjunto las semillas de sésamo, aceite de oliva, semillas de amapola, paprika, jugo de limón y cebolla. Refrigerar. En un bol grande, combine la espinaca, fresas y almendras. Sirva el aderezo sobre la ensalada. Mezcle y refrigere por 15 minutos antes de servir.

Ensalada de Atún y Frijol

Ingredientes

- 1 lata de atún en agua, previamente drenada

- 1/3 taza de mezcla de cuatro granos (o solo frijoles blancos o rojos), previamente drenada y secados

- 1 tomate, sin semilla y picado

- 1 rama larga de Celery, podada y finamente picada

- ½ cebolla pequeña, picada a la mitad y finamente rebanada

- ½ taza de hojas de perejil de hoja plana, picado

- ½ limón exprimido y corteza finamente rallada

- 1 diente de ajo triturado y 1 cucharada grande de aceite de oliva extra-virgen

Mezcla todos los ingredientes y sirva

Ensalada de Quínoa

Ingredientes

Para la ensalada:
- 2 tazas de quínoa cocinada
- 2-3 tazas de guisantes verdes congelados
- ½ taza de queso feta bajo en grasa
- 6 oz. de cerdo cortado en cubos
- ½ taza de albahaca y cilantro picados
- ½ taza de almendras, trituradas en un procesador de alimentos

Para el aderezo:
- 1/3 taza de jugo de limón (1-2 limones grandes y jugosos)
- 1/3 taza de aceite de oliva o aceite de aguacate
- ¼ de cucharada pequeña de sal (al gusto)
- Unas cuantas cucharadas pequeñas de miel cruda, al gusto

Preparación

Hierva una olla de agua y luego baje la temperatura. Agregue los guisantes y cocine con la olla tapada hasta que se tornen verde brillante, Mientras tanto, dore el cerdo en un sartén. Agregue la quínoa con el cerdo, guisantes, queso feta, hierbas, y almendras.

Triture todos los ingredientes del aderezo en el procesador de alimentos. Agregue al aderezo con los ingredientes de la ensalada. Aderece generosamente con sal y pimienta. Sirva con espinacas bebé.

Ensalada de Coliflor y Huevo

Ingredientes

- 1 taza de coliflor picado

- 2 huevos duros sancochados y picados

- 2 oz. de queso cheddar bajo en grasas picado en tiras

- 1 cebolla roja, Celery

- 1 pepinillo

- 1 cucharada grande de mostaza amarilla

Mezcle todos los ingredientes.

Tabulé de Quínoa & Almendras de Superfoods

Raciones: 2-3

Ingredientes

- 2 tazas de quínoa cocinada
- 1 racimo de menta de hojas previamente seleccionadas y 1 racimo de perejil de hoja plana
- ½ cebolla roja pequeña, finamente picada
- ¼ taza de jugo de limón y ¼ taza de aceite de oliva extra-virgen o de aceite de aguacate
- ½ taza de almendras enteras y ½ taza de chía o semillas de girasol
- 1 taza de tomates cherry y 1 aguacate (opcional)
- 1 taza de col rizada o diente de león picado
- Yogurt bajo en grasa, para servir, opcional

Preparación

Cocinar quínoa y dejar enfriar. Picar y descartar la mitad del racimo de perejil. Picar finamente el resto del racimo de perejil, menta y hojas verdes. Mezclar las hierbas en una ensaladera y agregue cebolla a la quínoa seca. Combine jugo de limón y aceite de oliva y aderece al gusto. Agregue otros ingredientes, mezcle y aderece la ensalada.

Ensalada de Pepino Griego

Raciones: 2-3

Ingredientes

- 2-3 pepinos rebanados
- 2 cucharadas pequeñas de sal
- 3 cucharadas grandes de jugo de limón
- ¼ de cucharada pequeña de paprika
- ¼ de cucharada pequeña de pimienta blanca
- ½ diente de ajo triturado
- 4 cebollines frescos cortados en dados
- 1 taza de Yogurt Griego espeso
- ¼ de cucharada pequeña de paprika

Preparación

Rebane en ruedas finas los pepinos, rocíe con sal y mezcle. Aparte por una hora. Mezcle jugo de limón, agua, ajo, paprika y pimienta blanca, y coloque aparte. Exprima líquido de las rodajas de pepino unas cuantas veces, y coloque las rodajas dentro del bol. Descarte el líquido. Agregue la mezcla de jugo de limón, cebollín y yogurt. Mezcle y rocíe paprika o eneldo sobre el tope. Refrigere por 1-2 horas.

Ensalada Mediterránea

Raciones 3-4

Ingredientes

- 1 cabeza mediana de cabeza de lechuga romana, rasgada
- 3 tomates pequeños cortado en dados
- 1 pepino mediano rebanado
- 1 pimiento morrón pequeño, rebanado
- 1 cebolla pequeña picado en aros
- 6 rábanos finamente rebanados
- ½ taza de perejil de hoja plana, picado
- 1/3 taza de aceite de oliva o aceite de aguacate
- 3 cucharadas grandes de jugo de limón
- 1 diente de ajo picado
- Sal y pimienta
- 1 cucharada pequeña de menta fresca picada

Preparación

Mezcle lechuga, tomates, pepino, pimienta, cebolla, rábanos y perejil en una ensaladera. Batir el aceite de oliva junto con el jugo de limón, ajo, sal, pimienta y menta. Colocar encima de la ensalada y distribuir hasta cubrir.

Ensalada de Aguacate y Granada

- 1 taza de mezcla de hojas verdes, espinacas, rúcula, lechuga de hoja roja
- 1 aguacate maduro, cortado en pedazos de media pulgada
- ½ taza de semillas de granada
- ¼ taza de pecán
- ¼ taza de mora
- ¼ taza de tomates cherry
- Aceite de oliva o aceite de aguacate, sal, jugo de limón

Preparación

Combine las hojas verdes, pecán, aguacate picado, tomates, granadas y moras en una ensaladera.
Batir en conjunto la sal, aceite de oliva y jugo de limón y colocar sobre la ensalada.

Ensalada Superfoods

1 parte de hojas verdes: col rizada, espinacas, diente de león y cilantro (opcional)
1 parte de vegetales: zanahorias, tomate, pimientos, remolacha, brócoli, Celery, y un poco de verduras picantes como cebolla escalonia, jengibre o ajo
1 parte de frutas: granada, aguacate, mora, arándano, manzana picada, toronja, frambuesa, naranja
½ parte de nueces y semillas: almendra, nuez, chía, semillas de linaza, semillas de girasol, semillas de calabaza
1 parte de proteína: queso feta bajo en grasa, yogurt, 2 huevos duros sancochados o atún
1 parte de quínoa cocinada (opcional)

Prepare su propia mezcla y utilice diferentes ingredientes en cada oportunidad.

Ensalada de Repollo y Manzana

- 1 taza de repollo picado (de varios colores)
- 1 manzana picada
- 1 celery picado
- 1 pimiento rojo picado
- 5 cucharadas pequeñas de aceite de oliva o aceite de aguacate
- Jugo de 1 limón
- 2 cucharadas grandes de miel cruda (opcional)
- Una pizca de sal marina

Preparación:

Coloque repollo, manzana, celery, y el pimiento en un bol grande. En un bol más pequeño, mezcle el resto de los ingredientes. Salpique sobre la ensalada de repollo hasta cubrir.

PARTE 2

¿Quieres combinar una Dieta Baja en Carbohidratos y la Olla Instantánea para servirle a tu familia recetas fáciles y saludables? ¡Te ayudará a ti también! Dentro del Libro de Cocina de la Dieta Baja en Calorías y el de la Olla Instantánea, descubrirás todo lo que necesitas saber acerca de esta increíble dieta y cómo usar tu Olla Instantánea para lograrlo, con los capítulos que delinean: Cómo funciona la dieta baja en carbohidratos, recetas de huevos y vegetales, aperitivos y bocados, recetas de pollo y aves, recetas de res, cerdo y cordero, recetas de pescado y comida de mar, recetas de sopas y estofados y postres. Con las recetas bajas en carbohidratos en olla a presión, pronto vas a estar emplatando comidas emocionantes.

Cuando se trata de hacer dieta, bueno, las alarmas ciertamente están sonando, no solamente en Estados Unidos, pero en todo el mundo, también. Para haber más basura en nuestros platos que en la caneca de nuestra cocina. Los vegetales que compramos se pudren y terminan en la basura, mientras que la jugosa comida llena de azúcar se encuentra con nuestros estómagos rápidamente. No hay duda de por qué los hospitales están siempre llenos. Si bien es por un problema relacionado con la salud o algún otro asunto que te hizo reconsiderar tu pobre dieta, definitivamente has llegado al lugar indicado.

Este libro contiene una serie de recetas, algunas simples y otras apropiadas para una comida familiar, lo que te ayudará a acelerar tu metabolismo y quemar la grasa corporal más rápidamente. Entonces, no tienes que pasar hambre mientras tu cuerpo se pone en forma; solamente tienes que poner mucha atención en lo que comes y saber cuántas calorías estás consumiendo en una comida. Para ayudar con esto, he descompuesto el valor nutricional de cada receta para que sepas exactamente cuántas calorías estás consumiendo y exactamente cuántas de estas son de proteínas, carbohidratos y grasa. Es un error pensar que las dietas sanas son aburridas, ¡este solamente es el caso si no sabes cómo hacer que tu dieta sea emocionante mientras la mantienes ligera y limpia en la cocina! Cada receta es saludable, deliciosa y muy sencilla de cocinar. Estas recetas únicas son la introducción perfecta a la alimentación saludable, ¡hay algo para todos, así ames la carne, seas vegano, vegetariano o solamente estés buscando algo nuevo!

Corteza De Coco

2 tazas de coco rallado sin endulzar
3 cucharadas de mantequilla suavizada
Splenda o cualquier otro endulzante para =
1/4 taza de azúcar
Mezclar y presionar en una sartén de tarta.
Hornear a 300 grados por 15 minutos hasta
que esté café claro y frío.
Datos nutricionales: tamaño de porción= 1/8
corteza. 108 calorías, 2 gramos de
carbohidratos.

Tarta De Queso Cremosa

1 1/2 recetas de corteza de nuez
1/4 taza de agua
1 sobre de gelatina
2 (8 oz) paquetes de queso crema suavizado
1 taza de crema espesa o leche
Pizca de sal
Splenda o cualquier otro endulzante para=
3/4 a 1 taza de azúcar
1 taza de crema batida

Preparar corteza de nuez en molde de 9 pulgadas. Suavizar la gelatina en agua. Calentar hasta que la gelatina esté disuelta. Batir con mezclador eléctrico, el queso crema, el endulzante y la sal. Gradualmente agregar la mezcla de gelatina y la taza de crema o leche. Cuando estén combinadas, enfriar hasta que estén ligeramente espesas. Envolver en la crema batida y verter en la corteza. Enfriar hasta que se asiente.
Datos nutricionales: 1/10 torta, 212 calorías, 6 gramos de carbohidratos.

Página 20

VARIACIONES

Torta de queso de chocolate
Seguir lo anterior excepto que después de agregar la mezcla de gelatina y leche o crema, agregar ½ copa de cocoa en polvo, y aumentar el endulzante para igualar 1 1/3 tazas de azúcar, e incrementar la crema o la leche a 1 ¼ tazas. Nutrición, 303 calorías, 10 gramos de carbohidratos.

Tarta de queso de remolino de bayas
Seguir lo anterior excepto que cuando la torta esté espesa, verter un remolino de ½ de receta de fresa o escoger una salsa de bayas en la torta. Enfriar hasta que esté firme. Nutrición, (con salsa de fresa) 279 calorías, 9 gramos de carbohidratos.

Torta de queso de lima y limón
Seguir lo anterior excepto que se reduce la crema o leche a ½ taza, y se agrega el jugo de ½ limón o lima. Si se desea, agregar 1 cucharadita de ralladura de limón o lima. Nutrición, alrededor de la misma que la regular.

Torta de queso de remolino de chocolate
Seguir lo anterior excepto que cuando la torta esté espesa, hacer un remolino con ½ de la receta de salsa de helado en la torta. Dejar

enfriar hasta que esté firme. Nutrición, 297 calorías, 10 gramos de carbohidratos.

Torta de queso de dos capas
Seguir lo anterior excepto que se rellena el molde de corteza con mezcla de torta de queso.
Cubrir y dejar la mezcla a temperature ambiente. Dejar enfriar la torta. Verter salsa de helado de fresa, salsa de bayas, salsa caliente para helado, mousse de chocolate o fruta fresca en la capa de arriba. Llenar el molde con ta mezcla de torta de queso que queda. Si se desea, cuando esté firme, poner salsa, fruta o crema batida encima. Nutrición, depende del relleno que uses.

Tarta De Manzana A La Antigua

1 corteza de nuez o de hojaldre
4 tazas de manzanas picadas
1 1/2 cucharaditas de jugo de limón
1 cucharada de maicena
Splenda o cualquier otro endulzante para=1/2
to 3/4 taza de azúcar
1/2 cucharadita de canela y nuez moscada
1/4 cucharadita de pimienta de Jamaica
½ cucharadita de sal

Página 21

3/4 taza de nueces trituradas, (opcional)

Precalentar el horno a 425. Combinar la maicena, la canela, la nuez moscada, la pimienta de Jamaica, y la sal. Poner las manzanas en un tazón. Rociar jugo de limón sobre ellas. Rociar endulzante y después sacudir hasta que queden cubiertas. Agregar agua a la mezcla de maicena y revolver hasta que esté suave. Poner las manzanas en la corteza. Verter el líquido sobre las manzanas. Hornear por 35 a 40 minutos. Si se usan nueces, hornear por 30 minutos luego rociar nueves encima y terminar de hornear.

Malteada De Chocolate

- 1½ Tazas De Leche De Soya Sin Endulzar
- 1 Cucharada De Proteína En Polvo Sin Endulzar
- 3 Cucharadas De Cocoa En Polvo Sin Endulzar
- 13 A 16 Gotas De Extracto De Stevia
- $^1/_{16}$ Cucharadita De Goma De Xantano

En una licuadora, agregar la leche de soya, la proteína en polvo, la cocoa, la Stevia al gusto y la goma de xantano. Procesar a velocidad alta hasta que estén bien combinadas, suaves, espesas y cremosas. Verter en un vaso grande y servirlo inmediatamente.

Barras De Cereza Y Chocolate

2½ Tazas De Cereal De Trigo Crujiente Inflado Sin Endulzar
½ Taza De Pecanas Trituradas
⅓ Taza De Semillas De Calabaza Tostadas
¼ Taza De Cerezas Picadas Gruesas
2 Cucharadas De Semillas De Ajonjolí
1 Cucharada De Comida De Semilla De Lino
½ Taza De Miel
½ Cucharadita De Extracto De Vainilla
⅓ Cucharadita De Sal
½ Taza De Chispas De Chocolate Semidulce Sin Azúcar

Ingredientes:

1. Precalentar el horno a 300°F. Delinear un molde de hornear de 8 pulgadas con un pedazo de papel pergamino lo suficientemente largo para que cuelguen a los lados opuestos del molde (para ser usados para levantar las barras horneadas después).

2. En un tazón grande, agregar el trigo inflado, las pecanas, las semillas de calabaza, las cerezas, las semillas de ajonjolí, y la comida de semilla de lino. Revolver para combinar.

3. En una cacerola pequeña sobre calor

medio, agregar la miel, la vainilla y la sal, y revolver hasta que mezcla esté líquida y la sal se disuelva. Rociar la miel sobre la mezcla de cereal y revolver hasta que la mezcla esté bien combinada

4. Dejar enfriar por varios minutos, después agregar las chispas de chocolate y revolver hasta que estén mezcladas. Transferir la mezcla al molde preparado, esparciéndola de manera pareja y presionándola con un tenedor o espátula.

5. Hornear hasta que estén de un café dorado encima, alrededor de 35 minutos. Usar un cuchillo para separar las barras de los lados del molde, poner el molde en una rejilla de alambre, y dejar que se enfríe a temperatura ambiente, alrededor de 1 hora.

6. Usar el papel pergamino para levantar las barras del molde. Poner en una table para cortar y cortar 16 barras usando un cuchillo afilado. Servir inmediatamente o guardar en un contenedor al vacío a temperatura ambiente por hasta una semana.

Ensalada De Pepino Con Salsa De Tahini De Ajo

Ingredientes

- 2 cucharadas de pasta de tahini (sin sal)
- 2 cucharadas de aceite de oliva (extra virgen)
- 2 cucharadas de jugo de limón (fresco)
- 3 dientes de ajo (pequeños)
- 1 cucharadita de miel de maple
- Sal marina y pimiento (recién molida)

Para la ensalada:

· 1 pepino (grande. Usar 2 si son medianos, Navaja C)

· ¼ taza de cebollas rojas (en tajadas delgadas)

· ¼ tazas de aceitunas (Kalamata, sin semilla, picadas gruesas)

· ¼ taza de hojas de menta (frescas, picadas gruesas)

·   Semillas de ajonjolí (según la preferencia, también puedes usar semillas de cáñamo)

Método:

Cortar los pepinos en espiral para hacer lazos y ponerlos de lado en un colador para escurrir toda el agua de ellos. También puedes tocarlos ligeramente con pañuelos para sacar el agua más rápidamente.

Mientras que el pepino está escurriendo, combinar la pasta de tahini, el aceite de oliva, el ajo, la miel de maple, el jugo de limón, la sal y la pimienta con la ayuda de una batidora manual. Mezclar hasta que todo está combinado. Degustar y ajustar los aderezos si se requiere.

Cuando la salsa esté lista, revisar los listones de pepino y cortarlos al tamaño. Transferirlos a un tazón más grande y agregar la menta y las cebollas rojas. Agregar el aderezo encima y saltear todo para cubrirlo de manera pareja.

Servir:
Servir como está con aceitunas picadas, menta y semillas de ajonjolí agregadas encima.

Feta, Pollo Y Espinaca Con Fideos De Calabacín

La combinación de feta, pollo y espinaca bebé en este delicioso plato es fácil y saludable para ti y tu familia. Los ingredients ligeros hacen que este plato sea el bocadillo o la comida ligera perfecta.

Valor nutricional por porción:

· Calorías: 250

· Carbohidratos: 20g

· Grasa: 3.2g

· Grasa saturada: 0.1g

· Protein: 10g

· Fiber: 6.2g

Tiempo de preparación: **15 minutos**
Tiempo de cocción: **5 minutos**

Esto hace de 2 a 4 porciones. Aumentar las medidas multiplicándolas por el número de porciones en mente para hacer más.

Ingredientes

· 2 a 3 pechugas de pollo (en cubos, en

filetes)

- ½ cucharadita de polvo de ajo

- 1 taza de espinaca

- 1 calabacín (grande, Navaja A o B)

- ¼ taza de feta (en cubos)

- Jugo de medio limón

- ¾ taza de queso de cabra (fresco, desmoronado)

- Hojuelas de pimiento roja (de acuerdo con el gusto)

- Sal y pimienta (de acuerdo con el gusto)

Método:

Tomar una sartén grande y sobre calor medio, cocinar los cubos de pollo. Aderezar con sal y pimienta y cocinar cada lado por 3 minutos cada uno o hasta que el pollo esté todo cocinado. Ahora agregar la espinaca, el calabacín, los fideos y el polvo de ajo y jugo de limón a la mezcla.

Saltear bien para combinar todo y seguir cocinando por 3 minutos o hasta que los fideos de calabacín hayan comenzado a suavizarse o que las hojas de espinaca comiencen a marchitarse.

Una vez esto pase, quitar del calor y servir.

Servir:

Servir caliente con algo de queso feta y
hojuelas de pimienta encima.

Sopa De Huevo Con De Cebollín, Jengibre Y Fideos De Calabacín

Si estás buscando una sopa que te caliente el corazón y el alma hasta los dedos de los pies, esta deliciosa sopa seguramente tocará el punto correcto. Así la tomes en un día frío o no, esta sopa con seguridad se volverá una favorita.

Valor nutricional por porción:

Esto hace 1 porción. Aumenta las medidas multiplicándolas por el número de porciones en mente para hacer más.

Ingredientes

·   ½ un calabacín (grande, fresco, Cuchilla A o B)

·   ¾ cucharadita de aceite de canola

·   1 cucharada de jengibre (triturado)

·   3 cucharadas de algas marinas (secas)

·   ½ taza de cebollín (picado)

¼ cucharadita de hojuelas de pimienta roja

· 2 cucharaditas de vinagre (jerez)

· 1 cucharada de salsa soya (baja en sodio)

2 tazas de caldo vegetal

· ½ taza de agua

· 1 huevo (grande, batido)

· Sal y pimienta (de acuerdo con el gusto)

Método:

Tomar una cacerola grande y sobre calor medio, agregar el aceite de oliva. Una vez caliente, agregar el jengibre. Continuar revolviendo y cocinar por 1 minuto o hasta que el jengibre comience a emanar un aroma. Agregar el vinagre, la salsa soya, las hojuelas de pimienta roja, el agua, y el caldo de vegetal y dejar que la mezcla hierva.

Una vez la mezcla de caldo hierva, agregar las algas marinas. Esperar un minute o dos y después agregar el huevo en el caldo mientras se revuelve constantemente con una cuchara. Ahora agregar el cebollín y los fideos de calabacín y aderezar la sopa con

sal y pimienta.
Cocinar los fideos en el caldo por 2 minutos más. Degustar los fideos para revisar que están cociados a tu gusto antes de sacarlos del calor.

Servir:
Servir caliente con hojuelas de pimienta roja para agregar extra calor.

Fideos De Calabacín Con Salchicha Y Brócoli

Ingredientes

· 2 calabacines (grandes, cuchillas A o B)

· 2 cucharadas de aceite de oliva

· 2 dientes de ajo (fresco, triturado)

· 1 cucharadita de hojuelas de pimienta roja

· 2 salchichas (picantes, de pollo o italianas)

· ½ taza de caldo de pollo

· ½ manojo de grelo

· 1 cucharada de jugo de limón (opcional, fresco)

· ½ taza de queso Pecorino Romanp (rallado fresco)

· Sal y pimiento (de acuerdo con el gusto)

Método:

Lavar el grelo y prepararlo para que se cocine. Juagar y golpear suavemente con una toalla hasta que las hojas se sequen. Cortar los tallos y usando un pelador, pelar hasta que queden las hojas.
Tomar la sartén grande y sobre el calor medio, agregar el aceite de oliva. Cortar las salchichas en pedazos de ½ pulgada y ponerlas en el aceite. Agregar orégano, sal y pimiento y cocinar las salchichas por 3 minutos por lado. En la misma cacerola, agregar el grelo que preparaste y cocinarlo de forma pareja por 3 minutos. Aderezar con hojuelas de pimienta roja y revolver por 1 minuto. Ahora agregar el caldo y mezclar el grelo y las salchichas. Dejar que el caldo se reduzca completamente o hasta que el grelo haya comenzado a marchitarse. Agregar los fideos de calabacín y cocinar por 2 minutos o hasta que se hayan comenzado a suavizar.
Agregar el jugo de limón y el queso Pecorino Romano. Mezclar bien y apagar el calor.

Servir:
Servir caliente con hojuelas de pimienta roja y hojuelas de queso Pecorino Romano encima.